BALARUC-LES-BAINS

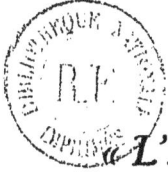

(HÉRAULT)

« *L'Arcachon de la Méditerranée.* »
Prof. LANDOUZY.

CURE

THERMALE

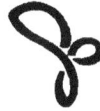

Boues Naturelles,
Eaux chaudes,
chlorurées sodiques fortes,
cuivreuses, magnésiennes.

CURE

CLIMATIQUE

Climat marin atténué.

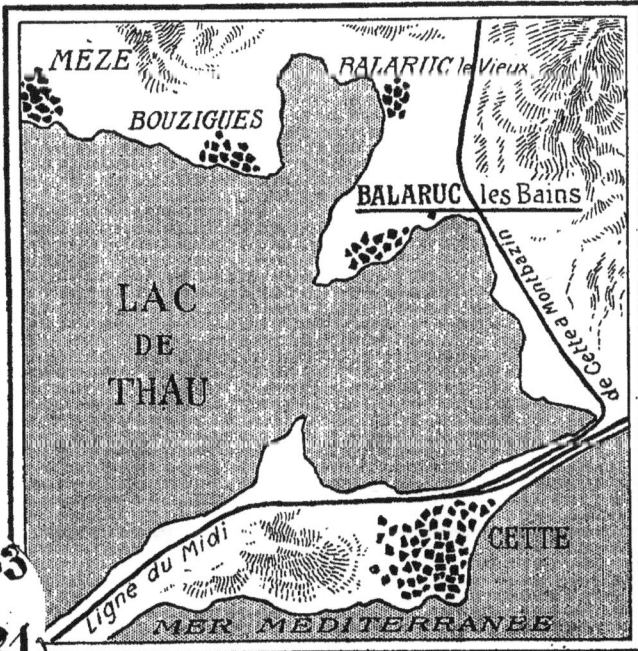

LA STATION THERMALE

DE

Balaruc-les-Bains

(HÉRAULT)

※

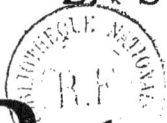

SES EAUX ❖ SES BOUES
═══ SON CLIMAT ═══

RÉSULTATS THÉRAPEUTIQUES
AVEC OBSERVATIONS CLINIQUES

Par le Dr H. GUIBERT

Ancien Interne, Lauréat des Hôpitaux de Montpellier
Médecin de l'Hôpital
et de l'Établissement Thermal de Balaruc-les-Bains

MARSEILLE
TYPOGRAPHIE ET LITHOGRAPHIE BARLATIER
17-19, Rue Venture, 17-19
—

1912

LA

Station de Balaruc-les-Bains

(HÉRAULT)

❧ ❧

La station thermale de **Balaruc-les-Bains** est située au sud du département de l'Hérault, à 4 mètres d'altitude, non loin de la ville de Cette, à l'extrémité d'une presqu'île détachée du rivage Nord-Est du lac de Thau ; elle fait partie d'un bourg de 1.200 habitants, construit en plein lac salé.

L'Établissement thermal dont elle est dotée, est entouré de grands pins séculaires dont les émanations balsamiques jointes aux effluves salés, lui créent une situation et une spécialisation bien nettes.

L'éminent doyen de la Faculté de Médecine de Paris, M. le Professeur Landouzy, l'a fort bien reconnu en août 1911 et excellemment dit : « Le voisinage des pins et de la mer donne à Balaruc des prérogatives et une supériorité indiscutables. Le climat y est doux et sec, constant et égal pendant tout l'été et tempéré par la brise de mer : *nous pouvons donc dire que nous sommes ici dans l'Arcachon de la Méditerranée.* »

Rien ne prouve que l'influence incontestée de ces merveilleux agents physiothérapiques ait échappé aux Anciens qui depuis les temps les plus reculés, accouraient vers Balaruc, attirés par la valeur, le haut renom et les vertus de ses sources thermales. Les témoignages de ces

2

succès, de cette vogue abondent ; l'extrême richesse des
documents archéologiques permet d'affirmer l'existence
des Thermes, 60 ans avant notre ère. Les Romains ont
laissé ici de nombreuses traces de leur passage et de leur
séjour : mosaïques, inscriptions, médailles, débris de
poteries...

Pendant la longue nuit du Moyen-âge, Balaruc paraît
délaissé pour revivre, à la Renaissance, une vie de pros-
périté et de célébrité. Rabelais, Rondelet, Ambroise Paré,
en vantent la merveilleuse puissance. Sous Louis XIV,
on venait beaucoup à Balaruc. Le chevalier de Grignan
(gendre de Madame de Sévigné), était goutteux des pieds
à la tête ; les eaux de Balaruc lui furent conseillées ; le
brillant officier fit ce voyage en 1689 ; il prit trois bains
d'une heure chacun et la goutte ne résista pas à ce remède
violent ; le chevalier revint guéri « trois jours passés à
Balaruc, dit Mᵐᵉ de Sévigné, ont fait un miracle que le
Mont-Dore et Barèges avaient été impuissants à produire».
« Chirac, médecin du régent, soumit son royal client à
l'usage des eaux de Balaruc et réussit à dissiper les douleurs que faisait endurer à ce prince, une blessure reçue
en 1706, au siège de Turin. En 1840, le célèbre Paganini
éprouvant une fatigue particulière des doigts, vint à
Balaruc et ne tarda pas à récupérer la subtile tactilité
qu'il avait poussée à un si haut degré. Sous le premier
Empire et sous la Restauration, Balaruc vit affluer à ses
bains des célébrités de divers genres qui laissèrent dans
l'eau minérale, sciatiques rebelles, tristes paralysies,
vieux rhumatismes, ressentiments d'anciennes blessures ».
(Prof. Jacquemet).

LES SOURCES THERMALES.

Une réputation aussi ancienne et quasi-mondiale ne
pouvait être assise que sur des bases solides, incontes-
tées, je veux dire la haute valeur thérapeutique et l'effi-
cacité réelle des eaux thermales de Balaruc.

L'eau est fournie par deux sources : la *source Ancienne* ou Romaine et la *source Bidon*. La première est la plus importante, la plus utilisée. Disons en passant que la source Bidon est à la température de 20° et qu'elle est seulement employée pour modérer, en vue des bains et douches, la température trop élevée de la source romaine.

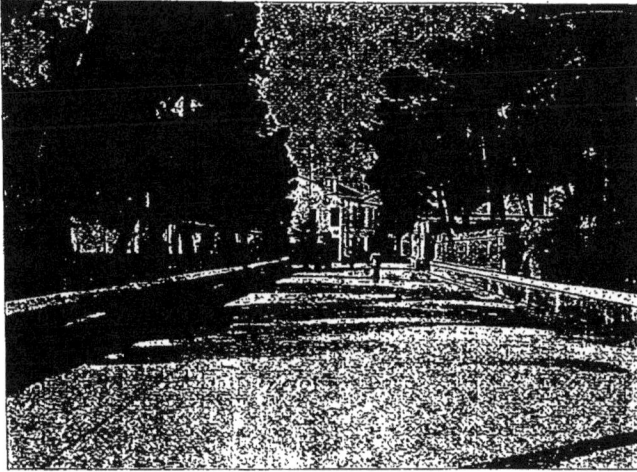

L'Eau.

L'eau thermale de la *source Ancienne* (qui a un débit quotidien d'environ cent mètres cubes), est d'une *limpidité* remarquable, à saveur légèrement *salée*, piquante, laissant un arrière goût légèrement amer. Sa température qui peut être considérée comme constante, varie entre *47,5* et *48 degrés* ; elle renferme comme gaz de l'oxygène, de l'azote et de l'acide carbonique (ce dernier en très faible quantité). Bien que l'analyse au point de vue de la radioactivité n'ait pu encore être faite, tout fait prévoir que notre eau renferme des gaz rares (hélium, argon, néon...).

L'analyse chimique a été faite plusieurs fois ; elle a toujours donné les mêmes résultats qui, dans leurs grandes lignes, sont les suivants :

Chlorure de sodium...... 7 gr. 05   par litre d'eau

    »   cuivre........0 gr. 0007   »

    »   magnésium... 0 gr. 88   »

avec des quantités variables de bromure de sodium, de sulfate de potasse et de chaux, de bicarbonate de chaux et de magnésie, de l'oxyde de fer et de l'acide phosphorique.

Les eaux de Balaruc sont donc des eaux chaudes, chlorurées sodiques fortes, cuivreuses et magnésiennes.

Une remarque s'impose ici à l'esprit: notre eau constitue un véritable sérum naturel, isotonique, possédant la même teneur en chlorure de sodium que le serum sanguin et la plupart des serums artificiels utilisés en thérapeutique (Hayem...).

LES BOUES.

A l'utilisation de nos eaux vient s'ajouter l'emploi d'un agent bien spécial qui crée à Balaruc une individualisation des plus nettes et des plus heureuses: *les boues.*

Elles sont constituées par des vases provenant du lac de Thau et qui sont déjà chargées des principes minéralisateurs de l'eau de mer. Elles sont, pendant des mois entiers, mises en macération dans de profondes et vastes cuves souterraines dans lesquelles circule constamment de l'eau thermale et où elles s'imprègnent encore des sels contenus dans cette dernière ; *ce sont donc des boues naturelles et médicinales.* Elles se présentent sous la forme d'un limon grisâtre, elles sont douces et onctueuses au toucher, à la fois végétales et minérales, et que des réactions chimiques entre les éléments des boues et de l'eau rendent légèrement sulfureuses.

On fait d'elles de véritables cataplasmes que l'on place sur les parties malades, que l'on entoure ensuite, pour leur conserver la thermalité, de plusieurs doubles de couvertures et de tissus imperméables. La durée de ces applications locales est en moyenne d'une demi-heure.

On utilise encore à Balaruc des *eaux-mères* provenant, dans les salins voisins, de l'évaporation de l'eau de mer, et très riches en chlorures, bromures et iodures ; on les ajoute à l'eau du bain ou aux boues pour en augmenter les effets thérapeutiques.

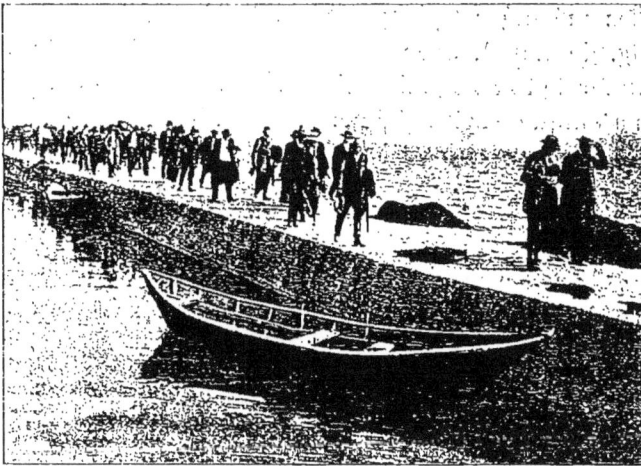

Les bienfaits d'un **massage** régulier, méthodique et scientifique ne pouvaient pas être négligés dans une station thermale dont la clientèle, toujours de plus en plus étendue, compte tant de malades de l'appareil locomoteur. Des spécialistes diplômés sont attachés à l'Établissement, sous le contrôle et la direction du médecin.

Les eaux et les boues de Balaruc peuvent être emportées.

L'eau de Balaruc peut se conserver très longtemps, sans que ses propriétés physiques et chimiques soient modifiées. Le médecin inspecteur Rousset, le chimiste Béchamp ont reconnu intactes la saveur, la limpidité, la composition chimique d'une eau conservée en bouteille depuis trois ans. Toutes ces qualités démontrent la fixité des combinaisons chimiques, et *permettent l'expédition au loin.* Prise à domicile, il est bon de la faire chauffer au bain-marie, pour la rapprocher le plus possible de la température de la source. Cette cure chez soi se fait entre les saisons ; le malade reste ainsi plus longtemps sous l'influence de la médication thermale.

Les boues elles-mêmes peuvent être transportées : il suffit de les mélanger (100 grammes d'eau environ pour un kilog. de boue), avec l'eau thermale (après avoir fait chauffer le tout) et faire ainsi de vrais cataplasmes que l'on applique sur les régions malades. Cette année même, plusieurs de mes malades se sont très bien trouvés de l'application de ces boues, faite à domicile.

LA CURE CLIMATIQUE.

Ce serait méconnaître profondément toutes les ressources thérapeutiques que l'on trouve à Balaruc, si on laissait dans l'ombre les avantages qu'il présente au point de vue climatique. En effet, aux richesses hydro-minérales que la nature a si largement distribuées à notre station, viennent s'ajouter deux autres facteurs de cure d'une importance capitale, je veux dire : *le soleil* et *l'air marin,*

« La fleur humaine est de toutes les fleurs celle qui a le plus besoin de soleil » a dit Michelet. Des faits cliniques précis, des observations médicales rigoureuses ont confirmé cette donnée d'ordre sentimental et ont très hautement démontré les caractères tout spéciaux que possède la *lumière solaire sur le bord de la mer. La cure solaire est résolutive, cicatrisante ;* associée à la *cure marine* (qui est ici atténuée et nullement brutale), elle agit sur l'état général qu'elle remonte, elle a une action particulièrement favorable sur *l'état du sang* qu'elle rend plus riche en globules rouges. — Cette heureuse association de cette double cure méritait d'être utilisée à Balaruc ; elle l'est actuellement; c'est ainsi que l'on a pu voir pendant la saison Mai-Octobre 1911, de nombreux malades atteints d'affections diverses (ostéites - arthrites - adénites - scrofuloses diverses...) soumis au traitement hydro-minéral approprié, faisant aussi une cure climatique des plus efficaces (séjour le plus prolongé possible sur le bord du lac, en plein air, et exposition au soleil de la région malade...).

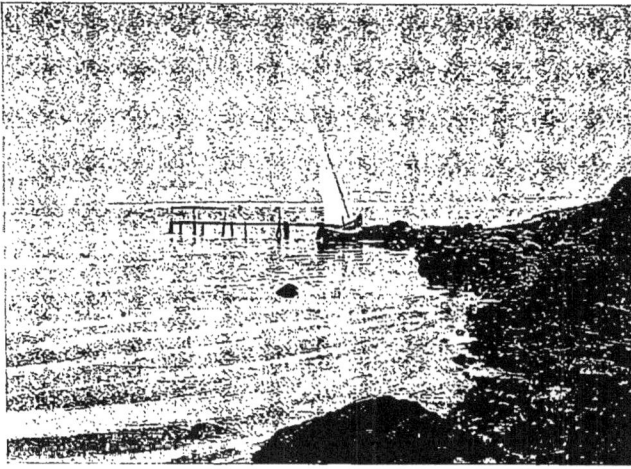

EFFETS DU TRAITEMENT.

1° **La Boisson.** — Ce mode d'utilisation de l'eau de la source Romaine, présente une importance considérable; les effets varient, suivant les doses ingérées : *à très faible dose* (1/2 à 3/4 verre), répétée tous les matins, elle est *tonique, reconstituante, altérante*; à la dose d'un verre et demi, elle est *un excitant actif des fonctions intestinales,* elle relève l'appétit et régularise la nutrition ; elle est en même temps *laxative*; enfin à haute dose (4 à 6 verres), elle est franchement *purgative*; son effet sur l'intestin se manifeste sans la moindre colique et sans ténesme; à cette même dose, elle est aussi *diurétique*.

L'eau prise en boisson constitue donc une *médication dérivative, décongestionnante, hypotensive* des plus puissantes, très recherchée, très précieuse à l'égard des *pléthoriques*, des *congestifs*, des *artério-scléreux* qui fréquentent la station.

2° **Les bains généraux et douches** possèdent des propriétés *stimulantes*, et en amenant une accélération de la circulation périphérique modifient par action réflexe les circulations territoriales profondes. Ces deux moyens constituent chez quelques uns de nos malades, toujours trop enclins à en demander l'usage, une arme redoutable et à double tranchant. — Le médecin doit toujours tenir compte, quand il s'agit du bain, de l'ancienneté de la lésion, de l'état de la tension artérielle, des susceptibilités individuelles ; il doit toujours aussi fixer la durée, la température du bain.

3° **Les pédiluves à eau courante** sont très largement utilisés ici ; c'est là un moyen des plus actifs dans la thérapeutique *dérivative* et *décongestionnante*.

4° Un dispositif tout spécial permet d'utiliser l'eau thermale sous forme de **larges irrigations vaginales** données à des pressions très variables (le plus souvent, les plus faibles sont les meilleures). Prises pendant le bain, ou en dehors du bain, ces irrigations copieuses (20 à 25 litres), exercent sur les organes pelviens une véritable *décongestion* amenant facilement la résorption des reliquats inflammatoires.

5° et 6°. — **En gargarismes**, lorsque les symptômes de paralysie portent sur un groupe bien localisé, par exemple les muscles de la langue, lorsque la phonation est gênée, l'eau de Balaruc utilisée en gargarismes constitue un excellent adjuvant du traitement hydro-minéral. *Les douches nasales*, sous forme de siphon de Weber, amènent rapidement la diminution de volume, la résolution des productions pathologiques qui siègent dans la muqueuse du cavum nasal. Enfin les *lotions* ou *lavages* des paupières et des yeux possèdent des propriétés *déter-sives* et *résolutives* dans les cas d'ulcères atoniques de la cornée, d'ophtalmie chez les scrofuleux et de blépharite chez les lymphatiques.

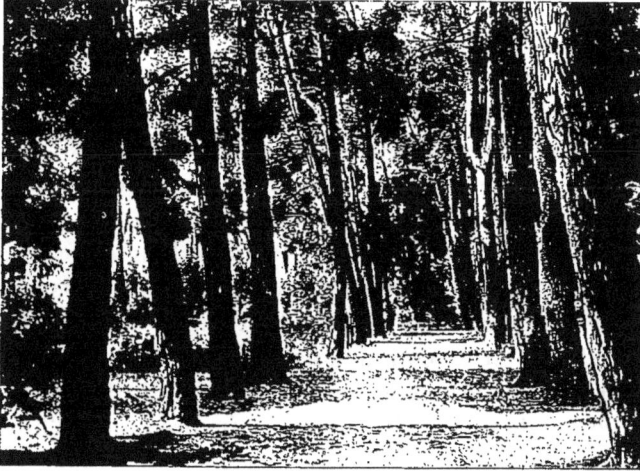

Les boues appliquées sur les régions malades y provoquent une véritable fluxion avec apport d'innombrables globules blancs, organes de défense et de protection ; d'où des effets *résolutifs* très nets ; c'est là, ainsi que le pense M. le professeur Landouzy, une application qui dérive du principe de la méthode de Bier.

On le voit, aussi bien dans ses effets sur les lésions locales que dans les modifications sur la nutrition en général le traitement hydro-minéral de Balaruc est *tonique, reconstituant, purgatif, diurétique, hypotenseur, décongestionnant* et *résolutif*.

INDICATIONS THÉRAPEUTIQUES

❖

Quels malades doivent venir à Balaruc ?

De ce qui précède, voyons maintenant quelles sont les conclusions que l'on doit tirer et établissons l'énumération forcément écourtée des malades qui doivent venir se soigner à Balaruc :

Nous trouvons tout d'abord une grosse clientèle de *paralytiques* et de *congestifs* qui ont fait, il faut le dire, la réputation de notre station. « Pendant longtemps en effet, comme l'a dit le Dʳ Rousset, ancien médecin-inspecteur, il n'était personne qui, entendant parler de paraylsie ne pensât à Balaruc, comme aussi le nom de Balaruc rappelait l'idée de paralysie ; ces deux mots, dit-il encore, sont restés longtemps inséparables. » Encore aujourd'hui, des *paralytiques* à des degrés divers accourent vers nous pour faire une cure ; *tous en retirent du bénéfice*. L'eau prise en boisson à haute dose, les pédiluves à eau courante constituent, dans ces cas, la base du traitement ; les bains et les boues ne sont conseillés qu'à ceux, fort rares du reste, qui réalisent une condition que je considère comme absolument primordiale : la tension artérielle normale. Personnellement je soumets à cette recherche tous mes malades paralytiques ou congestifs ; les résultats de l'excellent oscillomètre sphygmométrique du Dʳ Pachon me servent d'indication formelle et je ne mets *jamais* dans les bains ou les boues les malades dont la tension artérielle dépasse 18 centimètres. Je craindrais trop en effet que dans les cas où ce chiffre est dépassé l'immersion dans l'eau chaude ne déterminât des phénomènes réflexes dont l'irrigation cérébrale, déjà plus ou moins compromise, pourrait avoir à souffrir.

L'effet purgatif est encore utilisé pour combattre les *entérites*, les *colites membraneuses*, caractérisées le plus souvent par des douleurs abdominales, des alternatives de diarrhée et de constipation, l'émission de selles muco-sanglantes... Notre eau agit dans ces cas comme l'eau de Chatel-Guyon qui renferme elle aussi, comme élément très actif, le chlorure de magnésium.

Viennent ensuite les *strumeux*, les *lymphatiques* quelles que soient les différentes manifestations qu'ils présentent ; les *chlorotiques*, les *bacillaires* actuels ou en puissance, dans l'acception la plus scientifique et la plus large

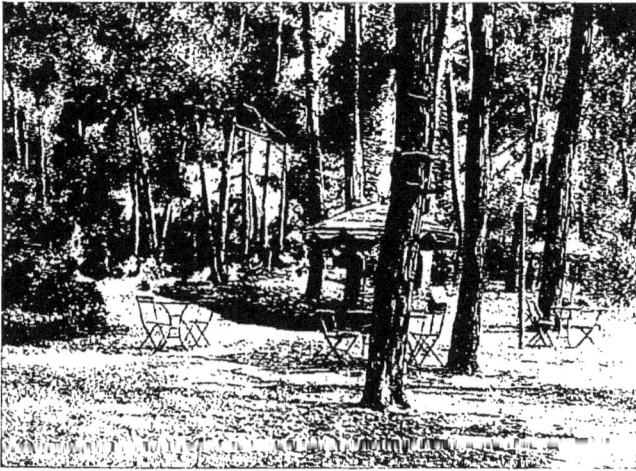

du mot (*adénites, tumeurs blanches, coxalgie...*), la longue théorie des *préscléreux*, des *artério-scléreux* même avant toute localisation sur un organe, des *arthritiques* ou *arthropatiques* en général (*rhumatisme* et *goutte chroniques, arthrite sèche, craquante*), tous ceux qui souffrent de *plaies atones*, d'*ulcères variqueux* à faible pouvoir cicatrisant, d'anciennes *fractures*, d'*hydarthroses*, de *suites d'entorses* laissant trop souvent après elles des articulations empâtées et enraidies, tous ceux dont le système nerveux est plus ou moins atteint et ont réalisé soit des *névrites*, soit des *névralgies* (sciatique...).

Une mention toute spéciale doit être réservée à la

catégorie des femmes qui, soit après un avortement soit à la suite de maladies infectieuses ont eu leur *appareil génital* lésé et présentent des *métrites*, des *annexites*, des *cellulites pelviennes* ; citons aussi toutes nos malades tourmentées par des *troubles de la ménopause*, par des *fibrômes* ou de la *fibromatose utérine* (douleurs dans les membres, métrorrhagies rebelles...). Chez ces dernières, le traitement chloruré sodique fera disparaître les phénomènes les plus gênants, permettra dans tous les cas d'atteindre sans trop d'accrocs la période ménopausique, évitera quelquefois l'intervention chirurgicale ou du moins permettra à cette dernière d'être effectuée dans les meilleures conditions de succès.

Quels malades doivent retarder leur cure à Balaruc?

Le court exposé qui précède ne serait ni complet, ni honnête, ni scientifique s'il laissait dans l'ombre certaines éventualités qui doivent pousser les malades à différer leur cure à Balaruc. En effet, il est des cas où notre cure serait nuisible ; elle le serait à ceux qui sont porteurs de *lésions tuberculeuses pulmonaires avancées*, aux *diabétiques cachectiques*, aux *cardiopathes non compensés;* elle le serait encore plus aux *paralytiques,* aux *congestifs* qui ont été trop récemment frappés (un hémiplégique ne doit en général venir à Balaruc que cinq à six mois après l'ictus).« La cure de Balaruc est dans ces cas une arme à double tranchant, qu'il faut manier avec prudence, quand l'orage est passé et quand on n'a plus que souvenir du grand événement. » (Professeur Landouzy). Cette règle est applicable aux inflammations utéro-annexielles et j'ai l'habitude de dire que nous aimons mieux, à Balaruc, soigner des *lésions refroidies.*

RÉSULTATS THÉRAPEUTIQUES

J'ai cru que, pour servir de base, de soutien à la description forcément schématique des divers moyens de cure et de leurs résultats thérapeutiques, il serait bon de rapporter quelques observations cliniques scrupuleusement exactes prises cette année même dans ma clientèle thermale.

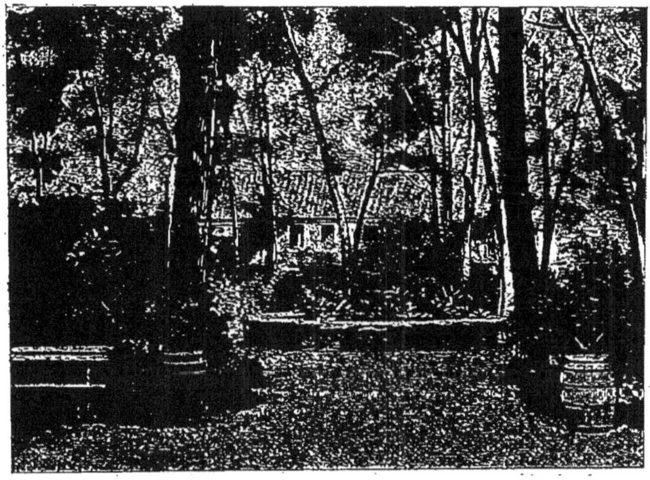

I. — *Paralysies organiques par thrombose ou hémorrhagie cérébrale*

Observation 1.

M. A..., 38 ans, de l'Aveyron, m'est adressé par le docteur Marty, en août 1911. Neuf mois auparavant, perte de connaissance, chute brusque, suivies de paralysie des membres droits. Ni œdèmes, ni contracture des membres ; réflexes normaux, sensibité conservée ; impossibilité presque absolue d'articuler les mots. La tension artérielle est de *18* centimètres cubes de mercure. Je prescris : 4 verres d'eau en boisson, 2 pediluves par jour, un le matin, l'autre le soir, à continuer pendant huit jours. A ce moment Ta = 15 centim. ; je prescris 5 verres d'eau, application de boue sur tout le côté droit suivie d'un bain à 35º, d'une durée d'un quart d'heure. L'exonération intestinale et la diurèse sont très largement obtenues ; les membres droits sont plus souples, plus forts, moins enraidis. Pour lutter contre la dysarthrie, je conseille des exercices de reéducation ; articuler distinctement, lentement ; les efforts et la ténacité du malade amènent de ce côté une amélioration énorme ; après vingt jours de traitement le malade me quitte parlant mieux, marchant bien mieux, avec une Ta de *14* centim.

OBSERVATION 2.

Mᵐᵉ de R..., 56 ans, de la Lozère, vient à Balaruc en juin 1911, adressée par le professeur Grasset. Troubles actuels ont débuté il y a trois ans, progressivement, par vertiges, fourmillements dans les membres droits ; dysarthrie très marquée. Peu à peu, ces phénomènes s'amendent et la malade vient demander à nos eaux la disparition d'une paralysie relative du bras droit ; en effet, la malade ne peut écrire un seul mot. Réflexes droits exagérés, sensibilité conservée ; ni œdèmes, ni contractures. Cœur, reins normaux. Ta = 16 centimètres. Traitement : deux verres d'eau en boisson ; deux pédiluves. Tous les deux jours, un grand bain d'un quart d'heure de durée, à 36º. Peu à peu, le bras droit est plus agile, effet laxatif et diurèse très marqués. La main droite peut écrire quelques mots plus lisibles. Ces progrès s'accentuent tous les jours. La malade quitte Balaruc, ravie de sa cure. Deux mois après, une lettre écrite par l'intéressée elle-même, me confirme cette amélioration persistante.

OBSERVATION 3.

M. O..., 42 ans, des Bouches-du-Rhône, est envoyé par le Dʳ Lopp en juillet 1911. Troubles apparus peu à peu : vertiges, fourmillements dans les membres droits, lourdeur de tête qui aboutissent à une vraie paralysie des membres droits, avec exagération des réflexes tendineux, sans troubles de la parole. Cœur, reins normaux. Ta = 15. Traitement : quatre verres d'eau, deux pédiluves. Au troisième jour, purgation et diurèse obtenues ; au huitième jour, application de boue sur côté droit suivie d'un grand bain à 36º, de vingt minutes de durée. Sous l'influence de ce traitement continué pendant vingt jours, les mouvements des membres droits sont plus étendus, plus faciles, la démarche est moins sautillante. L'amélioration est manifeste ; le malade emporte 25 litres d'eau thermale pour continuer la cure à domicile.

II. — Arthropathies.

OBSERVATION 4.

Arthro-synovite post-traumatique du genou gauche. — M. D..., 23 ans, de l'Hérault, m'est adressé par les docteurs Tédenat et Sirc, en août 1911. Deux mois après une entorse du genou gauche, il se produit de l'hydarthrose avec impossibilité de marcher ; le malade est immobilisé dans l'attelle de Thomas et

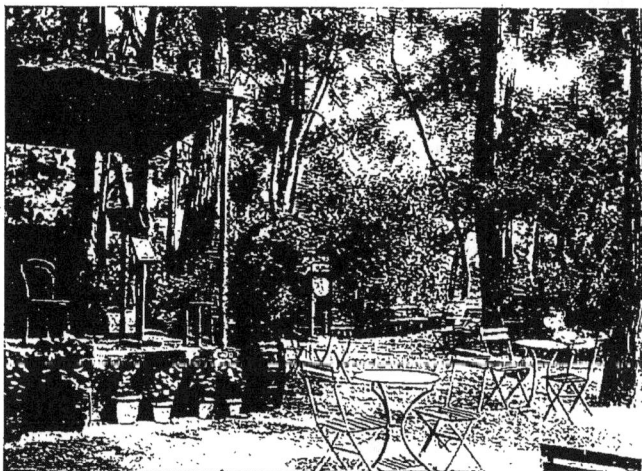

reçoit tous les quinze jours une injection intra-articulaire d'huile iodoformée et gaïacolée. A l'arrivée à Balaruc, le genou est empâté, gros, par épaississement des culs de sac synoviaux supérieurs ; atrophie de la cuisse et du mollet ; l'article est ankylosé en position rectiligne. État général excellent : Traitement : deux verres d'eau en boisson, application de boue sur le genou malade, suivie d'un grand bain à 37°, de demi-heure de durée ; un bain de soleil tous les jours. Peu à peu, une amélioration énorme se produit, le volume du genou diminue très sensiblement.

Le malade revient faire une deuxième cure en octobre et

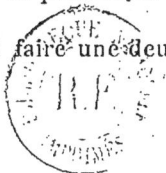

suit le même traitement. Le genou est sec, la pression n'en
est point douloureuse ; j'essaie moi-même d'imprimer à l'arti-
culation quelques mouvements très prudents qui ne provoquent aucune douleur ; il est possible au malade de s'appuyer
très légèrement sur la jambe correspondante ; des massages
réguliers sont pratiqués sur les muscles de la cuisse et du
mollet. Le malade quitte Balaruc en état d'amélioration équivalente à la guérison définitive.

OBSERVATION 5.

Artrite fongueuse du genou droit chez Mlle R... 12 ans, de
l'Hérault, qui m'est adressée par le Professeur Tédenat ; au
début qui remonte en janvier 1911, douleurs subites dans le
genou droit, sans traumatisme, sans cause appréciable ; en
même temps hydarthrose volumineuse rendant la marche
impossible. La petite malade est placée dans un appareil
inamovible pendant trois mois et reçoit quatre injections
d'huile iodoformée. A son arrivée à Balaruc : légère hydarthrose du genou droit qui est empâté et globuleux ; la pression profonde n'est pas douloureuse. État général excellent.
Traitement : deux demi-verres d'eau en boisson, application
de boue sur le genou suivie d'un grand bain à 37°, de demi-
heure de durée — un bain de soleil, — Le traitement continué pendant vingt jours amène dans le genou une diminution
de volume des plus nettes.

Cette amélioration se confirme lors d'une deuxième cure
faite en octobre. A ce moment, quelques mouvements de
flexion du genou sont essayés, sans provoquer de la douleur.
Le même traitement augmente l'amélioration qui fait espérer
l'abandon prochain des béquilles.

OBSERVATION 6.

Arthrite sèche, craquante des deux genoux. Mlle P..., 18 ans,
de l'Aveyron, adressée à Balaruc en septembre 1911, par le
Docteur Carrière. Cette jeune fille fortement lymphatique,
éprouve depuis deux ans des craquements dans les deux
genoux ; le moindre mouvement est suivi de l'apparition de
petits bruits secs, craquants, perceptibles à la main qui
explore, la marche est difficile et douloureuse. Je prescris :
application de boue sur les deux genoux, suivie d'un grand
bain à 38°, pendant demi-heure. Au huitième jour, le bain est
remplacé par une douche très chaude donnée sur les genoux.
La marche devient plus facile ; les craquements articulaires
ont diminué dans de grandes proportions et la malade quitte
Balaruc en état d'amélioration manifeste.

III. — *Affections de nature rhumatismale.*

OBSERVATION 7.

Myopathies et névralgies rhumatismales. M. M..., 65 ans, du
Gard, adressé par le Docteur Laurent, Il y a trois mois, débuts
par douleurs vives dans les reins, les lombes, la partie supérieure des cuisses, gagnant peu à peu les deux jambes, avec
prédominance à gauche, affectant l'allure d'une névralgie
sciatique.

Vient à Balaruc en mai 1911 ; la pression des régions sus-
dites est douloureuse, les mouvements exagèrent ces phénomènes et depuis trois mois, le malade ne peut se livrer à
aucun travail ; insomnies fréquentes. Cœur et reins normaux. Traitement : deux verres d'eau en boisson, et un grand
bain chaud à 38°, de demi-heure de durée. Au sixième jour,
le bain est précédé de l'enveloppement de tout le corps par
une forte couche de boue. Quatre jours après, amélioration
très sensible qui va en augmentant ; la marche est tout à fait
permise, le sommeil est revenu. Après vingt jours de traitement, le malade absolument débarrassé de toute douleur et
de tout malaise, quitte Balaruc. Le lendemain même de son
arrivée au village, il reprend sans aucune peine ses travaux
complètement abandonnés depuis trois mois.

OBSERVATION 8.

*Rhumatisme chronique. névralgie sciatique chez une arthriti-
que obèse.* — Telle est la fiche clinique que le professeur Bosc,
a délivré, en me l'adressant, à Mme V... de l'Hérault. Début il
y a un an par des douleurs dans les deux jambes, surtout à
droite, dans les reins, crampes dans les mollets. Au moindre
mouvement, craquements très nets dans le genou droit; léger
choc rotulien, à droite. Obésité très marquée; urines fortement
uratiques; les poumons, le cœur et les reins sont sains. Je
prescris : application de boue sur les deux jambes, suivie d'un
grand bain à 37°, de vingt minutes de durée. A partir du sep-
tième jour, le traitement est ainsi modifié : massage général
suivi de douches chaudes, remplacé le lendemain par application de boues sur les jambes, suivie d'un massage partiel des
membres, avec un grand bain après. Ces différentes opérations sont pratiquées, avec une légère interruption, pendant
vingt-cinq jours, suivies du plus grand succès. La malade sent
ses jambes plus souples, moins lourdes ; les crampes et les
craquements ont presque entièrement disparu.

OBSERVATION 9.

Rhumatisme chronique, goutteux et noueux; myopathie consécutive. — Mme de V.... 55 ans, du Rhône, qui m'est adressée en octobre 1911, par le professeur agrégé Vincent, de Lyon, a éprouvé il y a environ trois ans des douleurs dans les mains, les épaules, les genoux, sans fièvre. Peu à peu elles se sont localisées aux mains et aux épaules avec impossibilité presque absolue de mouvoir ces dernières ; aussi les bras sont-ils comme collés au corps. Les articulations des phalanges sont déformées, grossies et renflées. Les muscles des épaules, des bras, des avant-bras, les inter-osseux eux-mêmes sont entièrement atrophiés ; la malade ne peut placer ses doigts en extension complète ; la force musculaire est presque nulle. Traitement : deux demi-verres d'eau en boisson, application de boue sur tout le corps, suivie d'un bain à 38°, de demi-heure de durée.

Peu à peu, la malade se sent mieux ; les mouvements des épaules sont plus faciles, moins douloureux ; les phalanges sont moins enraidies. Le contact de la boue très chaude provoque une très grande sensation de bien-être. Le 24 octobre, j'observe les faits suivants : je vois, le matin, la malade, aux Thermes ; l'auriculaire et l'annulaire de la main gauche sont fléchis au plus haut degré, formant ainsi une véritable griffe qu'il est très difficile d'ouvrir. Je fais placer, sous mes yeux et ma surveillance directe, la main et l'avant-bras gauches dans un gros paquet de boue très chaude ; ils y séjournent une demi-heure et sont ensuite placés dans un bain local d'eau thermale à 40°. *Une heure après*, la malade me fait constater avec une joie extrême que ces deux doigts sont maintenant souples, agiles ; « je pourrai presque jouer du piano » dit-elle dans son enthousiasme. Pour les jours suivants, je conseille en plus de la boue et du bain du matin, une application locale de boue sur les mains, le soir. Ravie de ces résultats, la malade emporte, en me quittant, 50 kilos de boue et 25 litres d'eau thermale ; en faisant chauffer le tout au bain-marie et dans les proportions que j'indique (300 grammes pour un kilog de boue) elle pourra, cet hiver, continuer le traitement, si besoin est.

IV. — *Engorgements ganglionnaires scrofuleux.*

OBSERVATION 10.

Adénite cervicale ulcérée et fistulisée. — Mlle F..., 20 ans, de l'Ardèche, m'est adressée en juin 1911, par le Dr Cambon. Il y a quatre ans, début par adénite retro et sous-maxillaire gauche qui a grossi peu à peu et a gagné le côté droit, formant ainsi un véritable chapelet autour du cou. Bientôt les ganglions du côté gauche se ramollissent, s'ulcèrent. Quand la malade arrive à Balaruc, il existe de ce côté trois trajets fistuleux donnant issue à un liquide sanio-purulent et voisins de deux ulcérations à bords gaufrés et à fond granuleux. État général très précaire. Traitement : deux verres d'eau en boisson, à dix minutes d'intervalle, et un bain de vingt minutes de durée. à 37°. Deux fois par jour, le matin avant le bain et le soir vers 3 heures, application d'un large et épais collier de boue autour du cou. De plus, tous les matins, vers 11 heures, exposition en plein soleil, pendant un quart d'heure, des régions malades, le visage étant protégé par une serviette ; dans l'intervalle de ces opérations, une compresse très épaisse imbibée d'eau thermale chaude et fréquemment renouvelée est constamment maintenue autour du cou. Vers le dixième jour du traitement, une amélioration très marquée se produit; la suppuration a bien diminué, les ganglions sont moins durs ; l'état général est bien meilleur, la malade a gagné 1 kilo de poids. Après vingt jours, les ulcérations sont presque fermées, le cou a repris son aspect presque normal ; la malade peut boutonner le col du vêtement, chose qu'elle ne pouvait pas faire depuis trois ans.

OBSERVATION 11.

Adénite cervicale avec péri-adénite abondante. — Mlle V.. , 23 ans, de l'Hérault, a vu, en janvier 1911, quelques ganglions indurés apparaître sous l'angle du maxillaire droit. En mars 1911, une injection du liquide de Callot faite en plein ganglion induré n'a donné aucun résultat. En mai, deux trajets fistuleux se forment, en même temps qu'apparaissent d'autres ganglions. A l'arrivée à Balaruc, toutes ces intumescences ne forment plus qu'un gros gâteau, réunies par de la péri-adénite. État général excellent. Traitement : deux verres d'eau en boisson, et application, tous les matins, d'un épais cataplasme de boue très chaude sur la région malade, suivie d'un grand bain à 37°, de vingt minutes de durée. Tous les soirs, la malade devra exposer pendant un quart d'heure, le côté droit du cou à la lumière solaire, en protégeant le visage ; dans l'intervalle de ces opérations, maintien autour du cou d'une forte compresse imbibée d'eau thermale fréquemment renouvelée. Au bout de huit jours, amélioration très sensible ; l'un des trajets fistuleux est fermé, l'autre ne donne plus aucun liquide ; les ganglions diminuent de volume ; les mouvements du cou sont plus étendus et plus libres. Au total, amélioration énorme, la malade très encouragée par ces résultats, emporte, à la fin de sa cure, une certaine quantité de boues et d'eau qui lui permettront de continuer le traitement à domicile, et de parachever la guérison.

V. — *Affections utéro-annexielles.*

OBSERVATION 12.

Salpingo-ovarite avec périmétrite chez Mme V..., 26 ans, de l'Hérault, qui, en juillet 1911, m'est adressée par le Dr Magnol ; à la suite d'un avortement survenu il y a un an, au quatrième mois d'une grossesse, la malade a eu de la dysménorrhée, des douleurs dans les reins et le bas ventre, s'exagérant par la marche ou la station debout ; en même temps écoulement leucorrhéique assez marqué. Constipation, amaigrissement et nervosité extrême.

Les pansements utérins essayés par le médecin traitant n'ont pu être supportés. A l'examen, je trouve : l'utérus gros, immobile et comme fixé dans le bassin ; les deux culs-de-sac latéraux ont perdu leur souplesse ; ils renferment des nodules indurés, douloureux au toucher. Traitement : application de boues sur le bas-ventre, les lombes, la moitié supérieure des cuisses, suivie d'un grand bain chaud, pendant lequel la malade fera passer dans son vagin vingt-cinq litres d'eau thermale à 44°, *sous très faible pression* (50 centimètres environ). Très rapidement la malade se trouve améliorée ; la marche est plus facile, les douleurs diminuent progressivement, ainsi que la leucorrhée. L'utérus est devenu plus mobile, les culs-de-sac sont presque entièrement libres. Trois mois après cette cure, le docteur Magnol m'a confirmé la persistance de cette amélioration, qu'il juge équivalente à une guérison totale.

OBSERVATION 13.

Annexite double ; fortes métrorrhagies chez une lymphatique anémiée. — Mlle V...., 22 ans, du Gard, m'est adressée en septembre 1911, par les docteurs Tédenat et Sarradon. Depuis deux mois, cette malade présente des hémorragies abondantes soit pendant les règles, soit en dehors d'elles, amenant une anémie extrême ; les traitements variés n'ont donné aucun résultat : le chlorure de calcium, l'ergotine, le fer, l'arsenic

n'ont rien fourni ; les traitements locaux, tamponnements à
l'ichthyol, les cautérisations intra-utérines au formol n'ont
pas eu plus de succès. L'examen direct démontre que les trom-
pes et les ovaires sont, des deux côtés, augmentés de volume
et prolabés, l'utérus est gros, en légère rétroflexion. Je conseille : deux moitiés de verre d'eau en boisson, à cinq minutes
d'intervalle, une application de boue sur le ventre et les
lombes suivie d'un grand bain chaud pendant lequel la malade
fera une irrigation vaginale copieuse, chaude et sous très faible
pression. De plus la malade évitera la fatigue et passera toute
sa journée au grand air, sous les pins du parc. Dès le troisième jour, amélioration sensible du côté des métrorrhagies
qui deviennent de plus en plus rares, pour disparaître complètement. Aussitôt le teint est moins blafard, l'appétit est
meilleur. Au vingtième jour de cure, la malade me quitte
complètement débarrassée de ses hémorragies ; l'utérus et
les annexes ont repris leur volume et leur situation normaux ;
il ne reste plus que de très légères indurations dans les culs-
de-sac. Des nouvelles reçues depuis m'ont appris que l'état
local et général reste toujours aussi bon.

OBSERVATION 14.

Utérus fibromateux. — Mme M..., 52 ans, du Gard, m'est
adressée en juillet 1911, par le Professeur Puech. Les accidents
ont débuté il y a environ deux ans par des métrorrhagies très
abondantes suivies de sensations de pesanteur dans les hypo-
condres et les jambes ; la malade est très anémiée. A l'examen direct : utérus très augmenté de volume dans sa totalité,
avec nombreuses bosselures dans la paroi. Le traitement
consiste dans de très copieuses irrigations vaginales avec de
l'eau thermale très chaude (44°) prises pendant le bain quotidien Dès le sixième jour, une amélioration sensible se produit et les hémorragies sont très notablement diminuées ; les
sensations de pesanteur sont aussi moins fortes. Malheureu-
sement, des troubles gastro-intestinaux obligent la malade à
écourter la cure. Celle-ci est reprise en octobre sous la même
forme. Les hémorragies sont de plus en plus rares ; les forces
sont revenues. L'anémie est bien moindre. Localement,
l'utérus est moins gros et moins pesant. Ce résultat très
voisin de la guérison, permettra à la malade d'atteindre
la ménopause et d'éviter fort probablement l'intervention
chirurgicale.

VI. — *Polynévrite post grippale (pseudo-tabes post infectieux).*

M. R..., 25 ans, du Gard, est envoyé à Balaruc, par les docteurs Pech et Bourguet. Le début qui est de janvier 1908 a consisté en malaises, courbature, fièvre qui durent vingt-cinq jours : véritable infection grippale Tout était rentré dans l'ordre, quand brusquement le 1er juillet 1908, douleurs dans la jambe gauche qui devient lourde et paresseuse ; la jambe droite, puis les deux bras se prennent à leur tour. Le professeur Grasset consulté à cette époque parle de paralysie grippale. La santé générale se maintient excellente, mais la jambe gauche et le bras droit refusent tout service. Les troubles de la marche sont caractéristiques : le pied quitte le sol très haut, puis retombe brusquement, lourdement, *la pointe du pied la première*, c'est la démarche du *stepper;* ce phénomène est commun aux deux jambes, plus marqué à gauche ; quand le malade est assis, les pieds sont tombants et touchent le sol par la pointe; le réflexe rotulien est conservé à droite, disparu à gauche; la sensibilité conservée, pas d'Argyll, ni de Romberg ; pas de troubles sphinctériens. Atrophie musculaire très marquée de la jambe gauche et du bras droit. Je prescris : 2 verres 1/2 d'eau en boisson, application de boue sur tout le corps suivie d'un bain à 37°. A partir du dixième jour, j'ajoute à ce traitement, un massage général pratiqué tous les deux jours. A ce moment, se produit une amélioration très marquée ; le malade sent ses jambes plus fortes, plus habiles ; il peut marcher sans le secours des cannes et en résumé le malade me quitte en excellent état. Des nouvelles reçues depuis cette époque confirment cette amélioration.

VII. — *Artério-sclérose généralisée avec localisations médullo-encéphaliques.*

M. R..., 61 ans, des Pyrénées-Orientales, m'est adressé par le docteur Roig en juillet 1911. Depuis quatre ans, vertiges, lourdeur de tête, crampes dans les mollets, tremblements dans les jambes, démarche sautillante et spastique, avec très légère parésie de la jambe gauche, dysarthrie très marquée.

Intellectualité conservée. Réflexes exagérés. Pollakiurie

très forte, Constipation. Ta — 19 centimètres de mercure. Traitement : 2 verres 1/2 d'eau en boisson, 1 pédiluve matin et soir. Au bout de dix jours, amélioration sensible, mais le malade fatigué par les chaleurs excessives quitte Balaruc et va faire un séjour à la Preste.

Il revient fin septembre, très remonté au point de vue de l'état général. Le même traitement est repris : la diurèse et l'exonération intestinale sont activées. La démarche est moins sautillante, la dysarthrie diminue très sensiblement — Ta tombe à 15°. Je conseille tous les matins un bain d'un quart d'heure et à 36° ; ce traitement, très bien supporté, est continué jusqu'à la fin de la cure ; cette dernière a produit les résultats les plus heureux.

VIII. — *Rhino-pharyngite - Grosses Amygdales chez un enfant lymphatique.*

OBSERVATION 17.

Le jeune A... 13 ans, des Pyrénées-Orientales, m'est adressé par le docteur Roig, est un enfant d'un roux vénitien et essentiellement lymphatique. Depuis un an environ, il éprouve de la gêne pour respirer la bouche fermée, la voix est nasonnée, la déglutition difficile ; a pris l'habitude de faire souvent sous forme d'expiration toussotante, un *hem* tout spécial. Un spécialiste de Perpignan a trouvé les amygdales grosses, quelques végétations adénoides dans le cavum nasal, avec des phénomènes d'angine chronique. Traitement : tous les matins 2 1/2 verres d'eau en boisson, gargarisme bi-quotidien avec deux grands verres d'eau très chaude, après quoi le malade fera passer dans ses narines avec la douche de Weber, un litre d'eau thermale ; séjour le plus prolongé possible sur les bords de l'étang. L'enfant docile et intelligent se soumet très volontiers à cette thérapeutique qui dès le huitième jour produit d'excellents résultats ; peu à peu la respiration devient plus libre, la déglutition plus facile, le hem a à peu près complètement disparu. L'examen direct montre que les amygdales sont moins grosses, moins turgescentes, la muqueuse pharyngée est moins boursouflée et le malade quitte Balaruc presque entièrement guéri, l'amélioration de l'état général ayant marché de pair avec les résultats très heureux obtenus du côté de l'état local.

CONCLUSIONS

I. — Il ressort de l'exposé que je viens de faire que la Station thermale de Balaruc-les-Bains appartient à la classe des *Eaux chaudes, chlorurées sodiques fortes, cuivreuses et magnésiennes.*

II. — Ces eaux peuvent être utilisées en *boisson*, à l'intérieur ; à l'extérieur, *en bains, douches générales, douches vaginales, bains de pied* à eau courante, *gargarismes, lavages naso-pharyngiens.*

III. — En boisson, à petites doses, elles sont *altérantes, toniques, reconstituantes* ; à doses plus élevées, elles sont *purgatives, décongestionnantes, hypotensives* et très nettement *diurétiques.*

Sous la forme de bains et douches, elles sont *stimulantes* et *résolutives.*

IV. — Les BOUES NATURELLES qui sont employées en applications locales constituent une spécialisation bien nette et très recherchée.

Les eaux et les boues sont très facilement transportables sans rien perdre de leur activité.

V. — Les malades qui retirent un *bénéfice certain* d'une cure à Balaruc sont : *les paralytiques, les congestifs, les artério-scléreux, les rhumatisants chroniques, les lymphatiques* (grosses amygdales, angines à répétition...) *les scrofuleux* (adénites, osteites...), ceux qui ont des *arthrites* sèches ou avec épanchements, les *nerveux* qui ont réalisé une maladie plus ou moins localisée (névrite, névralgie, myélite...). Une mention spéciale doit être réservée aux femmes dont l'*appareil génital* est atteint (leucorrhée, métrites, salpingo-ovarites, fibrômes ou fibromatose...).

VI. — Doivent *pour toujours* s'éloigner de Balaruc les *tuberculeux pulmonaires avancés*, encore plus ceux qui sont atteints de *maladies du cœur.*

Doivent *retarder* seulement leur cure à Balaruc, ceux dont *les lésions ne sont pas assez refroidies* (les paralytiques doivent attendre cinq à six mois, après le début de leur atteinte).

VII. — La cure n'est pas uniquement constituée par les moyens balnéo-thérapiques; à ces derniers vient se joindre la CURE CLIMATIQUE *qui utilise les effets merveilleux des radiations solaires sur le bord de la mer* (héliothérapie, cure marine...).

Ainsi les cures *hydro-minérale, solaire* et *marine* constituent, pour le plus grand bien de nos malades, le trépied fondamental de la thérapeutique utilisée à Balaruc-les-Bains.

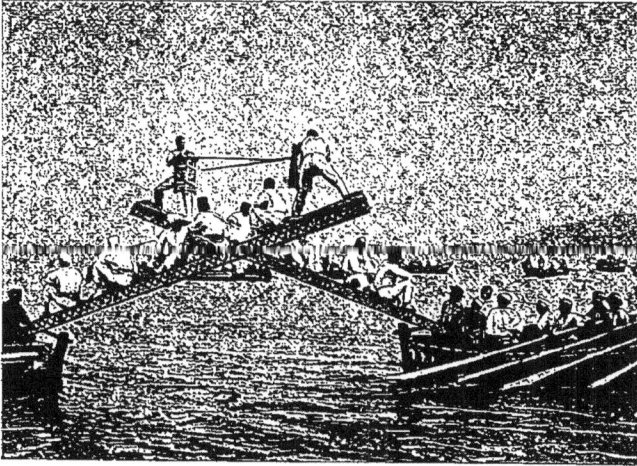

❧ ❧ ❧

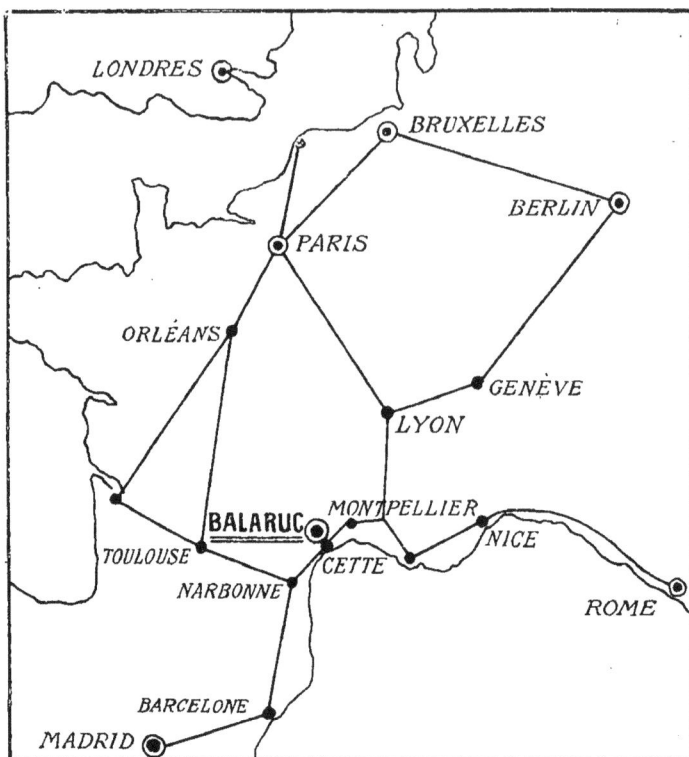

La station de Balaruc-les Bains se trouve sur la ligne de Cette à Montbazin-Gigean (Midi)

La trajet de Cette à Balaruc se fait soit en chemin de fer (6 minutes), soit en bateau à vapeur (20 minutes). 4 départs par jour.

Splendide promenade sur le lac de Thau. Nombreuses excursions dans les environs.

Saison du 1er mai au 1er novembre.

Chambres garnies et pensions de famille dans les maisons et les villas de la localités à tous prix.

Grand Hôtel des Thermes, entièrement restauré, confort et hygiène modernes. Table de régime. Prix de la pension : de 6 fr. 50 à 8 fr. 50 par jour.

Marseille. — Imprimerie BARLATIER, rue Venture, 17-19.

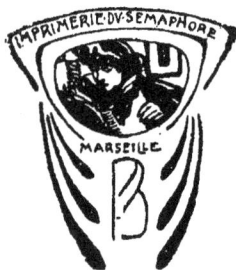

Imprimerie
du "Sémaphore"
Barlatier
17-19, rue Ventur
Marseille

www.ingramcontent.com/pod-product-compliance
Lightning Source LLC
Chambersburg PA
CBHW060458200326
41520CB00017B/4837